Nouveaux Secours Pour Les Corps Arres Dans L'Oesophage, Ou Description

Jean Andre Venel

NOUVEAUX SECOURS

Pour les Corps arrêtés

DANS L'OESOPHAGE;

OU

DESCRIPTION

De quatre Inftrumens plus propres qu'aucun des anciens moyens à retirer ces
Corps par la Bouche.

Inventés
[Jean André]

PAR MR. VENEL,

Chirurgien à Orbe.

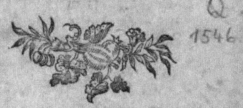

A LAUSANNE,

Chez FRANÇOIS GRASSET & Comp.

M. D. CCLXIX.

AVANT-PROPOS.

L'Arrèt des corps étrangers dans l'œfophage eft un accident affez fréquent, fouvent très - facheux, & pour lequel, j'ofe le dire, la Chirurgie n'a point encore des reffources auffi fûres que celles qu'elles poffede pour tant d'autres cas.

Pénétré de cette trifte vérité, je me fuis dès longtems apliqué à la recherche de quelques moyens plus efficaces, c'eft les inftrumens que je publie aujourd'hui. Puiffent-ils parfaitement répondre à mon but & au titre que j'ai donné à ce Mémoire !

Je n'entreprendrai pas dans ce petit ouvrage l'énumération & l'hiftoire de tous les anciens moyens, par deux raifons principales, l'une, que je le déf

A 2

tine à tout le monde, & que tout le monde a l'*Avis au Peuple fur fa Santé*, qui lui offre déja dans fon Chap. XXIX. un précis très-exact de toutes les reffources que la Chirurgie a acquifes jufqu'à nos jours pour ces cas fâcheux. L'autre raifon eft que je crois pouvoir me flatter que les nouveaux moyens que je propofe réuniffent à leurs avantages particuliers ceux de tous les anciens moyens.

J'aurai foin cependant, toutes les fois que les circonftances le permettront, de rapeller les uns & les autres de ces moyens, tant pour rendre à chacun d'eux ce que j'en ai pris, que pour établir par un parallele la différence & la fupériorité des miens.

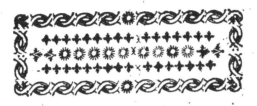

NOUVEAUX SECOURS

Pour les Corps

ARRÊTÉS DANS L'OESOPHAGE

OU

Defcription de quatre Inftrumens plus propres qu'aucun des anciens moiens, à retirer ces corps par la bouche. Inventés par M. VENEL, Chirurgien à ORBE.

Defcription du premier inftrument.

Voyez figure I. qui le repréfente tout monté & fermé, comme il doit être lorfqu'on veut l'introduire dans l'œfophage.

Cet Inftrument eft une pince, mais dont le méchanifme eft très-différent de celui des pinces chirurgicales ordi-

A 3

naires. Il eſt compoſé, de même que les trois autres, de trois parties principales ; d'une pince A, d'un tuiau flexible B C D, & d'un manche E F.

Pour bien comprendre la figure, le méchaniſme & les uſages de chacune de ces parties, il faut les voir dans la Fig. 2. où elles ſont repréſentées diſtinctes & ſéparées les unes des autres.

La premiére, ou ſupérieure G eſt une pince formée de deux cuillerons d'argent a a, dont la partie inférieure eſt unie par le moyen des charniéres b b, qui ſont ſoudées en travers ſur la partie moyenne d'un tuiau auſſi d'argent, de ſix à ſept lignes de longueur.

Les deux cuillerons a a. tendent continuellement à s'écarter l'un de l'autre par des reſſorts d'acier placés dans leur concavité, & qui y ſont aſſujettis au moyen d'une bonne vis, comme on le peut voir dans celui des cuillerons, qui préſente ſa concavité. La partie inférieure de chaque reſſort a pour point d'apui la portion ſupérieure de la petite canule, qui ſuporte les charniéres b b. comme cela s'entrevoit en cet endroit.

A niveau, à peu près, de cette extrèmité fupérieure de la petite canule,
eft foudé en travers de chaque cuil-
leron, du côté concave, un fort fil
d'argent, qui croife fur le reffort vis-
à-vis de a. Ces fils, ou béliéres fer-
vent de poulies aux deux chefs d'une
forte corde de boyau, dont on voit
traverfer la partie moyenne entre les
deux cuillerons. On voit auffi les
deux chefs de cette corde au deffous
de la béliére fe raprocher l'un de l'autre pour paffer enfemble dans la petite canule, & de là dans le tuiau H I K.
pour l'ufage que nous dirons.

Il faut remarquer que la partie fupérieure des cuillerons qui eft celle
qui doit faifir les corps étrangers, eft
munie du côté concave de plufieurs
dents, qui s'engrainent les unes dans
les autres lorfque la pince eft fermée,
& dont les parois de l'œfophage font
cependant à l'abri quand elle eft ouverte par le moyen d'une efpèce de
lèvre, qui rend cette pince affez ref-
femblante à une mâchoire de brochet.
Je paffe à la partie moyenne H I K.

Si les corps étrangers ne s'engagoient
jamais plus bas que la partie fupérieure de l'œfophage; il feroit, fans dou-

te, inutile d'avoir recours à des moyens
fort compliqués, & les pincettes ordinaires à jonctions paſſées, ſoit courbes, ſoit droites, ou les doigts † ſu-
firoient pour tous les cas : mais mal-
heureuſement il eſt rare que les corps
étrangers ne faſſent pas plus de che‑
min, & alors, comme on ſent, ces
moyens perdent entiérement leur utilité, & on eſt contraint d'avoir rè-
cours à d'autres, qui, quoique beaucoup moins ſûrs & ſujets à une infi-
nités d'inconvéniens, peuvent ſeul être
d'uſage alors.

Rendre à la pince dans ce ſecond
cas l'utilité qu'on lui a reconnue dans
le premier eſt ce à quoi j'eſpère d'a‑
voir réüſſi par la piece que je décrirai dans cet article. Pour s'en con-
vaincre il ne faut que jetter un coup
d'œil ſur les cauſes qui empêchent
l'uſage de la pince ordinaire, lorſque
les corps étrangers ſont deſcendus un
peu profondément dans l'œſophage ;
ces cauſes ſont au nombre de deux,
la petiteſſe du diametre de ce canal
& l'angle ou coude qu'il forme à l'endroit de ſon inſertion avec la bouche.

† Voyez le §. 411. de l'Avis au Peuple.

1°. Quand le canal de l'œfophage préfenteroit aux inftruments une ligne droite, il pourroit, il eft vrai, permettre jufqu'à fon fond l'introduction d'une pince, ou tenette droite : mais on fent combien, (à quel endroit que fût l'axe d'une pince auffi longue) combien, dis-je, il y auroit de difficulté & de rifque à l'ouvrir fuffifamment, fur-tout lorfqu'il s'agiroit de lui faire faifir un corps tant foit peu volumineux.

2°. J'ai indiqué comme un fecond obftacle à l'utilité des pinces ordinaires l'angle que forme l'œfophage avec la bouche. Qui ne fent en effet combien cette circonftance doit nuire à l'introduction d'un inftrument inflexible & qui a une courbure determinée ; car fi la pince eft droite, fes branches antérieures feront arrêtées prefque déja au fond de la bouche par la paroi poftérieure de l'œfophage. Si la pince eft courbe, elle ira, il eft vrai, un peu plus profond : mais l'extrèmité de fes branches antérieures revenant bientôt heurter contre la paroi antérieure de l'œfophage, ne pourra point, dans une infinité de cas, parvenir jufqu'aux corps arrêtés.

Je ne crois pas d'avoir befoin d'un
bien grand raifonnement pour prou-
ver que ma pince méchanique, telle
que je l'ai décrite plus haut, (voyez
G fig. 2.) pare déja feule au premier
de ces inconvéniens, celui du volume
dans la fonction : car les refforts faifant dans ma pince l'office que font
dans une pince ordinaire les branches
poftérieures, on n'y a point à craindre dans l'écartement les mauvais effets que ces derniéres peuvent produi-
re foit par leur volume, foit par leurs
mouvemens.

Malgré les avantages que cette pince à fur les autres. ce ne feroit rien,
fans doute, que de l'avoir imaginée,
fi je n'euffe en même tems trouvé le
moyen de la faire fonctionner au fond
même de ce canal long & étroit, &
cela avec facilité, & un degré de fu-
reté pareil à celui que les pinces ordinaires ont, lorfque les corps font
arrêtés à l'entrée de la gorge.

Un moteur pour ma pince, n'étoit
pas, comme on le verra bientôt, ce
qu'il y avoit de plus difficile à trouver ; mais ne pouvant l'y attacher im-
médiatement, il me falloit un corps
intermédiaire, qui en portât l'effet à

la pince. La difficulté n'étoit pas petite ; auffi en ai-je effayé de bien des
fortes avant de parvenir à mon but.

D'abord frappé de la prééminence
donnée à la baleine fur les autres ma-
tiéres flexibles par tous les praticiens,
† j'aurois bien voulu pouvoir en faire ufage ; mais j'avois befoin d'un
corps creux, & la baleine n'avoit jamais fervi, & ne me paroiffoit pas
pouvoir être employée que fous la
forme d'une tige pleine. J'abandon-

† Voici en particulier comme s'exprime
M. Hevin célebre Chirurgien de Paris fur
cette fubftance animale. (Mémoires de l'A-
cad. de Chirurgie edit. in-12. Tom. II. page
416.) "La baleine eft beaucoup plus fûre
„ que la fonde de plomb , parce qu'elle
„ eft plus flexible ; on ne trouve point dans
„ la fonde de plomb ce même avantage,
„ parce qu'elle n'a ni cette force, ni cette
„ foupleffe élaffique, qui peut s'accommo-
„ der au canal de l'œfophage dans les dif-
„ férens mouvemens, ou dans les différens
„ efforts fans fe fauffer, en prenant une
„ mauvaife figure qu'elle garde, ou peut-
„ être même fans fe caffer, comme il eft
„ quelquefois arrivé en effet, que de fem-
„ blables fondes fe font caffées dans la vef-
„ fie, quoiqu'elles n'y foient point expofées
„ à des mouvemens auffi violens.

A 6

nai donc pour lors la baleine, la croyant inutile à mon but.

La première idée qui me vint en-suite fut de me fervir d'une fonde ou canule d'argent: mais je ne tardai pas à m'appercevoir que ce moyen con-fervoit le défaut des tenettes, l'infle-xibilité.

J'effayai enfuite une canule flexible, faite de fil de fer, tortillé en fpirale, tels que ceux dont on fait certains longs tuiaux de pipes, & que je re-couvris de diverfes envelopes: mais j'y trouvai auffi deux inconvéniens, l'un d'ètre fujet à fe contourner & fe fauffer lorfqu'elle étoit nue, ou couverte d'une mince envolope, l'autre d'ètre d'un volume exceffif lorf-que l'envolope étoit d'une épaiffeur fuffifante pour lui donner la folidité requife.

Je renonçai donc encore à ce moyen pour éprouver une fonde de plomb creufe; mais je trouvai encore celle-ci (quoiqu'elle me parut ce que j'avois rencontré de mieux) beaucoup trop molle pour les cas où il feroit né-ceffaire d'ufer d'un peu d'éfforts.

Cherchant toujours parmi les corps flexibles quelque chofe de mieux, la

baleine revenoit fouvent fe préfenter.
Enfin défefpérant de trouver parmi
ceux d'entre ces corps avec lefquels on
peut former un tuiau, rien qui apro-
chât des propriétés de cette fubftance
animale ; j'effayai de former avec, fi-
non une vraye canule, du moins
quelque chofe de fuffifant pour parvenir à mon but. Pour cet effet ayant
choifi une tige de baleine raifonnable-
ment groffe, mais plutôt un peu pla-
te, que parfaitement quarrée, j'en
abbatis un peu les coins, j'y creufai
enfuite fur un de fes larges côtés une
rainure ou couliffe, en la faifant paffer à diverfes reprifes dans la coche
d'une plaque de fer qui eft repréfentée figure 3. dans fon exacte dimen-
fion. Par cette manœuvre la face fupérieure de la baleine eft fillonée lon-
gitudinalement par la languette du
milieu de la coche, qui doit-être
pour cet effet un peu tranchante. On
va doucement dans le commencement,
pour que la premiére raye foit droite ;
enfuite on apuye un peu plus fort la
plaque fur le genou, (ou fur quel-
qu'autre apui, où la baleine puiffe un
peu s'enfoncer), ce qu'on continue,
jufqu'à ce que la rainure foit fuffifam-

ment profonde ; en un mot telle qu'elle eft ici repréfentée en H I K.

Cette efpèce de couliffe étant formée, il me reftoit à en fermer le côté
ouvert, pour former de cette tige de
baleine une maniére de canule. Pour
cet effet je choifis un fil de foye pla-
te & fort unie, dont j'entourai fpira-
lement & exactement la baleine. Par
ce moyen je me vis en poffeffion d'un
tube fuffifamment grand pour l'ufage
que j'en défirois , & qui confervoit
tous les avantages propres à la baleine ; (Revoyez la baleine ainfi recou-
verte en B C D. de la fig. 1.)

Cette efpèce de canule flexible a
même de l'avantage fur la tige de baleine pleine , vû que par le moyen
du fil de foye dont elle eft envelo-
pée, elle ne peut point s'écailler ; ce
qui eft fujet à arriver à l'ancienne tige, qu'on a coutume d'introduire à
nud dans l'œfophage.

Revenons à la figure 2.

Pour réünir la pince à la baleine ,
on introduit l'extrèmité fupérieure H.
de cette derniére dans l'extrèmité inférieure du petit tube d'argent , qui
fert de foutien à la premiere , obfer-
vant que la crenelure de la baleine

foit tournée du côté qui, dans l'opération, doit répondre à la paroi poſtérieure de l'œſophage. Ils ſont retenus
ainſi aſſujettis l'un à l'autre, 1°. par
les cordes, ou fils qui les traverſent
intérieurement; 2°. par quelques petites goupilles placées de façon qu'elles traverſent les parois laterales de la
couliſſe, qui eſt creuſée dans la baleine; 3°. enfin par le fil de ſoye, qui
envelope la baleine, lequel en ſe pro-
longeant juſques ſur le petit tube d'argent, achève d'affermir cette jonction,
au moyen du petit cordon, ou bour-
relet circulaire, qui eſt au bord inférieur de ce tube.

La troiſiéme partie de l'inſtrument,
où ſon manche eſt de laiton, au
moins pour la majeure partie. Quoique
je donne à cette partie le nom de manche, on verra qu'elle eſt bien éloignée
d'être bornée à cet uſage, vû qu'elle
peut & doit être conſidérée comme
l'ame de l'inſtrument, ou des inſtrumens; car elle a cela de commun
avec la baleine, d'être la même, &
de ſervir aux mèmes uſages dans tous
les quatre. On la voit entiére en E F.
de la fig. 1.; mais elle eſt repréſentée
en L M. de la fig. 2. ayant la canule

qui lui fert d'envelope ouverte dans
toute fa longueur, & cela à deffein de
montrer fa ftructure intérieure fans
être obligé d'en faire une figure fé-
parée.

Le méchanifme de cette troifiéme
partie eft trop fimple pour que j'entre dans de grands détails fur fa com-
pofition. Sans voir la coupe verticale
que j'en donne dans la fig. 2., on a
déja dû comprendre que c'eft une vis
en la voyant en E F. de la fig. 1.
Revenons à la fig. 2.

L M. Canule de laiton ouverte dans
toute fa longueur & dont la moitié
fupérieure eft petite, & forme un
quarré plat; & l'inférieure eft grande
& ronde. Toutes deux ont des ufages particuliers que nous verrons
bientôt.

c. Gros cylindre de laiton, ou de
fer, contenu dans la canule ronde, &
fur la circonférence duquel font en-
taillés de longs pas de vis. Son extrèmité inférieure eft munie d'une
plaque de laiton transverfale, qui fert
à faire mouvoir la vis.

d. Piéce de fer, qui a la figure &
le diamètre du vuide de la petite canule, dans laquelle elle eft placée.

L'extrèmité fupérieure de cette piéce
fe termine par un anneau, qui fert,
comme cela fe remarque ici, à donner attache aux deux chefs de la corde de boyau, qui meut les mâchoires, ou cuillerons de la pince. L'extrèmité inférieure fe termine en une
efpèce de tète, qui fe noye dans une
affez grand enfoncement cotyloïde,
qui eft creufé au bout fupérieur du
cylindre taraudé; dans lequel enfoncement cette tète eft retenue par deux
fortes goupilles de fer, qu'on voit
traverfer de chaque côté le vuide de
cè cylindre environ au tiers de fon
diamètre, & vis - à - vis du collet de
cette tète, qui par là tourne librement
dans fa cavité, mais ne peut cependant en reffortir.

Vers l'extrèmité inférieure de la
groffe canule M. on voit une vis tranfverfale, dont la pointe s'enfonce dans
le pas de vis du gros cylindre, ou
écrou aílé c. auquel elle tient lieu de
taraud.

Cette defcription fuffira, je penfe,
pour faire comprendre qu'en tournant
l'écrou ailé c. il defcend & fait def-
cendre la piéce de fer d. laquelle tire à fon tour les deux chefs de la

corde de boyau, qui, après avoir traverſé le tuiau flexible H I K. viennent s'attacher à l'anneau, qui termine ſon extrèmité ſupérieure. Par ce moyen on force, les cuillerons de la pince à ſe rapprocher l'un de l'autre, comme il eſt repréſenté en A. fig. 1. *Vice verſâ*, quand on detourne le cylindre, les reſſorts de la pince reprennent le deſſus & écartent les Cuillerons a a. comme cela ſe voit en G. dans la figure 2. *

Manière de ſe ſervir de la pince nouvelle. Voyez la fig. 1.

Quand l'extrèmité A. de l'inſtrument, ou la pince proprement dite, ſera parvenue ſur le corps étranger, ce que le taƈt doit faire apercevoir, on la fera ouvrir en détournant, comme on vient de le dire, la plaque ou

___

* Cette vis n'eſt pas le ſeul moteur qu'on puiſſe apliquer à ces inſtrumens, on peut aiſément, ſi on le ſouhaite, y ſubſtituer le cric, ou un reſſort à boudin, tel que celui qui ſert au *pharingotome*. J'ai éprouvé les uns & les autres de ces moyens, & même pluſieurs autres ; mais l'écrou m'a toujours paru ce qu'il y avoit de mieux.

les aîles de l'écrou. La pince étant
ouverte, on doit tâcher d'y engager
le corps étranger par de légeres im-
pulfions communiquées au manche ,
en différens fens, afin de faire glifler
& infinuer le bec des cuillerons entre
le corps étranger & les parois de l'œfophage. Ce qui étant exécuté, on ferrera fortement ce corps en tournant
les aîles de la vis en fens convenable.
Si on fent qu'on n'ait rien faifi, on
r'ouvrira de nouveau la pince, & on
fera de nouvelles tentatives pour pin-
cer le corps étranger ; manuel qu'on
pourra réitérer autant de fois qu'il fera néceffaire & fuportable pour le malade, fans être obligé de retirer l'inftrument de l'œfophage *.

Dès qu'on aura engagé & ferrer folidement le corps étranger entre les
mâchoires de la pince , on en fera
l'extraction en fuivant les trois règles

* On trouve dans les Mémoires de l'A-
cademie Royale de Chirurgie *Tome II*. page
406. de l'édition in-12. un cas par lequel
on voit qu'une perfonne a fouffert quinze
fois l'introduction d'un crochet dans l'œfophage. On n'a point à craindre avec mon
inftrument les mauvais effets inféparables d'un
fi grand nombre d'introductions.

de, l'Art, *tutò*, *citò*, *jucundè*, & en
faifant faire à l'inftrument de petits
mouvemens en divers fens, même en
l'enfonçant contre l'eftomach, fi on
fent par la réfiftance & la douleur
qu'on occafione que le corps étranger
foit accroché de bas en haut aux parois du canal. *

Defcription du fecond Inftrument.

CEt inftrument eft proprememt
un crochet; mais qui a cela de
particulier qu'il réunit l'avantage des
pinces aux fiens. Je ne décrirai ici
que fa partie fupérieure, puifque la
moyenne & l'inférieure font, comme
je l'ai déja dit, les mêmes dans les
quatre inftrumens, & qu'elles ont ab-
folument les mêmes ufages.

La figure 4. repréfente ce crochet,
qui eft d'argent, monté feulement fur

* Ces mouvemens font fouvent indifpenfa-
blement néceffaires; on peut voir des exem-
ples de leurs fuccès dans l'ouvrage que j'ai
cité plus haut, (dans la premiere partie,
qui eft à la fin du fecond volume aux pages
398. 399. & 400.

un bout de baleine, entourée de fa
foye & fermé, comme il l'eft, au
moment qu'on va l'introduire.

Dans la figure 5. on le voit ouvert
& fa baleine eft nue.

Ce crochet eft compofé de deux parties principales, l'une N O ; qu'on
peut appeller fixe, ou dormante; l'autre P. qui eft mobile.

Ces deux piéces font jointes enfemble par leur extrèmité fupérieure au
moyen d'une charniére. La portion
fupérieure N. de la piéce fixe eft un
peu convexe en dehors & concave en
dedans. Sa partie inférieure O. eft fi-
gurée comme celle du premier inftrument ; elle eft auffi la même, & fert
aux mèmes ufages dans tous les quatre, c'eft-à-dire, à unir chacun d'eux
avec fon tuiau flexible, ou partie
moyenne, Voyez H. de la fig. 2.

La feconde piéce P. eft une plaque
égale en longeur & en largeur à la
portion fupérieure N. de la piéce dormante. Comme cette derniére, elle a
fa face interne un peu concave, &
l'externe convexe. Cette plaque eft
écartée de la piéce fixe par un reffort,
qui eft fixé au milieu, à peu près,
de fa furface interne ou concave,

comme ceux des cuillerons de la pince, au moyen d'une bonne vis rivée
proprement en dehors.

L'autre extrèmité du reffort, qui va
en remontant & qu'on peut entrevoir
dans cette figure, a pour point d'a-
pui la partie fupérieure de la face concave de la piéce dormante.

A la partie moyenne, à peu près,
de la face concave de cette mème piè-
ce, font foudées deux petites béliéres
tranfverfales & parallèles l'une à l'autre, dans lefquelles paffent de haut en
bas les deux chefs d'une corde de
boyau, qui fe réüniffant enfuite, vont
paffer de concert dans un autre petit
anneau, ou béliére', qui eft foudée
auffi en travers dans la face interne
de la plaque mobile, mais un peu plus
bas que les deux béliers de l'autre
piéce, afin qu'elle puiffe croifer fous
ces deux-ci, lorfque l'inftrument eft
fermé.

On voit ici les deux chefs de la
corde de boyau dont je viens de parler, traverfer obliquement de haut en
bas le vuide du crochet, & de là en-
trer enfemble dans l'ouverture fupérieure du petit tuiau O. qui termine en bas la piéce fixe, ou dormante.

On voit enfin ces chefs de corde reffortir par l'orifice inférieur de ce tube, pour de-là aller s'attacher comme
dans le premier inftrument à l'anneau
qui termine la vis antérieurement.

Après cette defcription, je crois
qu'il n'eft perfonne, qui ne comprenne
aifément le méchanifme de cet inftrument. Par le moyen du reffort la plaque mobile eft écartée de la piéce
fixe, comme elle fe voit dans cette
figure ; & par le moyen de la vis,
la dite plaque eft raprochée de la même piéce, de maniere à pouvoir ferrer un très-petit corps, ainfi qu'elle
eft repréfentée fig. 4. N'eft-ce pas
dans la premiére circonftance faire la
fonction de crochet, & celle de pince
dans la feconde ?

J'ai dit que cet inftrument eft fupérieur aux crochets ordinaires. 1°. En
s'en fervant on ne court point rifque
de piquer, ni de déchirer l'œfophage,
comme avec les crochets en forme de
hameçon. 2°. Outre l'accrochement
qu'il a de commun avec eux, il a
encore la faculté de ferrer & d'affujet-
tir folidement les corps ; au-lieu qu'a-
vec les autres crochets il arrive fouvent qu'on les fait tomber plus profon-

dément en leur faifant faire la culbu-
te. 3°. Que fi , comme cela arrive
quelquefois , on reconnoît après quelques tentatives qu'il y auroit du dan-
ger à s'obftiner de vouloir extraire le
corps étranger par la bouche, on peut
aifément & fans rifque retirer ce crochet de l'œfophage en le refermant ,
après l'avoir dégagé du corps étranger ; ce qu'on ne peut faire avec les
crochets fimples fans s'expofer à ac-
crocher les parois du canal.

*Manière d'opérer avec ce fecond inftru-
ment.*

Après l'avoir fermé & graiffé d'hui-
le d'amandes douces ou de beure fraix,
on l'introduira de façon que la conve-
xité de la piéce fixe , foit tournée contre la paroi poftérieure de l'œfophage.
L'inftrument ainfi introduit tend par
la fimple élafticité de fa partie moyenne, ou baleine à paffer entre la paroi
poftérieure du canal & le corps engagé ; ce qui n'eft pas peu favorifé par
la forme aplatie qu'a ce crochet lorfqu'il eft fermé.

Lorfqu'il a paffé au deffous du corps
étranger, on l'ouvre de la même maniere

niére que la pince., c'eſt-à-dire, en
détournant la vis du manche, & le
corps étranger ſe trouvera poſitive-
ment ſur le crochet que forme la plaque mobile. Si ce corps n'eſt pas trop
gros pour ètre compris entre cette plaque & la piéce fixe, on tàchera de
l'y engager, & par là de le ſaiſir ſolidement en ſe ſervant de l'inſtrument
à titre de pince ; à défaut on tàchera
de. le tirer ſimplement accroché.

Deſcription du troiſieme inſtrument.

L'Inſtrument que j'offre ici n'eſt
qu'une anſe, mais qui a pluſieurs avantages particuliers, que je
montrerai lorſque j'en aurai fait la
deſcription *.

* L'uſage des anſes & des anneaux qu'on
doit y comprendre, n'eſt rien moins que
nouveau ; mais toutes celles que les Auteurs
ont indiquées juſques ici ſont défectueuſes.
Le célèbre Mr. Levret, (†) parmi les bel-
les découvertes qu'il a faites, eſt ſans contredit celui qui a donné aux anſes le plus

(†) Profeſſeur d'accouchements à Paris,
Accoucheur de Madame la Dauphine défunte
&c. &c.

B

La figure 6. montre le volume & la forme de cet inftrument lorfque l'anfe eft fermée, & la figure 7. fait voir cette derniére ouverte.

Cet inftrument, qui eft auffi d'argent, eft compofé de trois parties principales d'un tube Q. comme celui des deux premiers inftrumens, d'une plaque R. faite en feuille de fauge, dans l'épaiffeur de laquelle font deux

grand degré de perfection, & cela en cherchant les moyens de faire la ligature des tumeurs polypeufes du gofier, des narines &c. Cet Auteur croit pouvoir étendre l'ufage des inftrumens qu'il propofe, jufqu'à faire l'extraction des corps étrangers arrêtés dans l'œfophage. Mais l'inflexibilité de fes inftrumens, les rendra toujours inutiles dans ces cas, dès que les corps auront paffé plus bas que la partie fupérieure du pharinx ; & je fuis fondé à croire que l'inftrument que je propofe ici, peut dans bien des cas de tumeurs polypeufes, fur-tout lorfqu'elles font fituées profondément, remplir les vues qu'il fe propofe, d'une façon fupérieure à ceux dont il eft l'inventeur. [†] Je crois même cet habile homme, dont j'ai eu le bonheur d'être le difciple, trop ami du vrai pour ne pas convenir de ce que j'avance ici.

[†] Voyez *la* fig. 6. *L'anfe ainfi fermée fait fans contredit un très bon conftricteur.*

coulisses séparées & indépendantes l'u-
ne de l'autre, mais qui décrivent chacune une ligne courbe, comme le dé-
signent les lignes ponctuées qui font
sur la surface extérieure de cette piéce.

Ces deux espèces de tuiaux courbes
après s'être ouverts à côté l'un de l'autre dans le tube Q. remontent & croi-
sent l'un sur l'autre en forme de sau-
toir, & vont enfin ressortir un peu
obliquement presque au sommet de la
feuille de sauge, de façon que celui
qui en bas a son orifice à gauche,
l'a en haut à droite, & *vice versâ*.

La troisieme partie, où l'anse est formée par une bonne corde de boyau re-
couverte d'un fin fil d'argent de la mè-
mè maniére que la grosse ou quatrieme
corde d'un violon. Cette corde ainsi
couverte est un peu élastique, & c'est
ce qui me l'a fait préférer à un fil d'argent simple, qui, outre qu'il n'a pas
comme elle cette élasticité favorable à
la formation de l'anse, peut se fausser
& prendre une mauvaise figure qu'il
garde, & même ne peut manquer, pour
si doux qu'il soit, de s'écrouir & de
devenir bientôt fragile par la réitéra-
tion des flexions & les redressemens.

Le méchanisme de ce troisieme instrument eſt trop ſimple pour demander une plus ample explication. C'eſt pourquoi, pour éviter la prolixité, je paſſerai tout de ſuite à quelques réflexions ſur ſon uſage.

L'anſe étant fermée, comme elle eſt repréſentée fig. 6. & l'inſtrument bien graiſſé, on l'introduira de façon qu'une des faces de la feuille de ſauge ſoit tournée contre la paroi poſtérieure de l'œſophage, afin que, comme avec l'inſtrument précédent, la canule flexible l'aplique continuellement par ſon élaſticité contre cette paroi du canal, & par là dirige cette piéce, qui eſt fort platte entre cette paroi & le corps étranger.

Dès que la partie ſupérieure ſera parvenue juſques ſur le corps étranger, on fera gliſſer cette piéce auſſi avant que poſſible entre ce corps & la paroi de l'œſophage; enſuite on ouvrira l'anſe comme les deux premiers inſtrumens, excepté que n'y ayant point de reſſort à celui-ci, on ſera obligé d'aider un peu plus le mouvement retrograde de l'écrou ailé; ce qui fera fermer l'anſe, qui, à meſure qu'elle s'épanouira, doit achever d'elle-même de s'engager entre le corps

étranger & les parois de l'œfophage,
& avec laquelle on tâchera enfuite
d'embraffer ce corps. Dès qu'on aura
réuffi *, on refermera l'anfe, on la
ferrera fortement, & on procèdera à
l'extraction en fuivant les régles & le
manuel que j'ai déja indiqué.

Defcription du quatrieme Inftrument.

QUoique cet inftrument ne foit
dans le fond qu'un compofé des
deux précédens, il réünit tant d'a-
vantages, que je ne crois pouvoir
mieux le nommer que du nom géné-
rique de *curette œfophagiéne*. Je prie le
Lecteur de fufpendre fon jugement fur
cette dénomination, jufques à ce qu'il
en ait bien compris la ftructure, le
méchanifme & les ufages.

La figure 8. fait voir cet inftrument
fous le volume & la forme qu'il a
lorfqu'il eft fermé & prêt pour l'opé-

* Pour peu que le corps étranger foit gros,
on reconnoitra facilement s'il eft engagé dans
l'anfe, par la réfiftance qu'on éprouvera en
tournant la vis. Ce même principe doit être
apliqué aux autres inftrumens.

ration; & la figure 9. montre le volume qu'il acquiert & la nouvelle forme qu'on lui fait prendre lorfqu'il a paſſé en deſſous du corps étranger. Ce ſera cette derniére figure qui me ſervira à le décrire.

Je diſtinguerai à cet inſtrument deux portions principales; la premiere, qui comprend tout ce qu'il y a d'inférieur à la lettre S. eſt en tout ſemblable aux figures 6. & 7, excepté que les deux ouvertures extérieures, par où ſortent les chefs de l'anſe ſont plus éloignées l'une de l'autre & inclinées horiſontalement. Je rendrai raiſon tout à l'heure de cette plus grande obliquité.

La ſeconde portion, qui eſt ſupérieure à la même lettre, eſt, comme on voit, un crochet, qui ne differe de celui de la figure 4. qu'en ce qu'il n'a point inférieurement de petit tube (celui de la portion inférieure ſervant pour toutes deux) & que l'extrémité ambulante de ſon crochet, au-lieu d'être dégagée & iſolée, comme dans la figure 4., donne au contraire attache au corps, ou partie moyenne de l'anſe, ſoit au moyen de deux petits trous & d'un fil, ſoit, mieux encore, au moyen d'un petit

bout de fil à charnière d'argent, foudée comme ici, fur l'extrèmité & fuivant la largeur de la plaque qui forme le crochet.

Méchanifme de ce quatrieme inftrument.

Ainfi que dans la ftructure le méchanifme de cet inftrument eft un compofé du crochet & de l'anfe ; car en
détournant l'écrou ailé, l'anfe fe forme, & le crochet qu'elle retenoit fermé s'ouvre. Mais ce qui paroîtra au
premier abord un paradoxe, & qui
n'en eft cependant point un, c'eft que
c'eft de cette complication même que
l'inftrument tire fa fupériorité ; car
d'un côté le crochet en tenant affu-
jetti le corps de l'anfe, la force, en
s'ouvrant, à fuivre la direction hori-
fontale * au lieu de la verticale qu'elle
prend en s'épanouiffant dans la fig. 7.
D'autre part le crochet de cet inftrument ne feroit point fupérieur au
précédent fans l'anfe circulaire qui y
eft jointe, laquelle peut dans bien des
cas lui ramener des corps, qui lui
auroient échapé fans elle.

* Direction à laquelle contribue auffi beaucoup l'inclinaifon des orifices externes.

Manuel & avantages particuliers de cet Inftrument.

La maniére d'opérer avec la *curette æfophagiéne* ne différe aucunement de celle que j'ai indiquée pour les deux inftrumens dont elle eft formée ; ainfi je n'entrerai pas dans des répétitions inutiles. Seulement me permettrai-je quelques réflexions fur les avantages de ce quatriéme inftrument.

Pour peu qu'on compare attentivement les deux points de vué oppofés fous lefquels il fe préfente dans les fig. 8. & 9. on conviendra fûrement qu'il réünit prefque toutes les qualités requifes.

1°. Fermé, comme il eft dans la fig. 8., cet inftrument eft d'un volume qu'on peut bien apeller petit en comparaifon de l'éponge *, que les praticiens regardent comme un des meilleurs moyens, & avec laquelle il a beaucoup de rapport pour le jeu.

2°. Ouvert ** comme on le voit

* Voyez le §. 414. de l'Avis au Peuple.
** Comme il pourroit y avoir des corps affez petits pour s'échaper par les côtés ouverts du crochet, après avoir été ramaffés

fig. 9. cet inftrument eft encore bien
fupérieur à la mème éponge , en la
fuppofant mème déja paffée au-delà
du corps étranger ; & gonflée , autant
qu'elle peut l'ètre, deux circonftances
d'où dépend tout l'effet de l'éponge
dans ces cas ; mais qui ne font, ni
l'une , ni l'autre , jamais bien faciles ,
ni mème toujours poffibles.

Mais en voilà affez , je penfe , pour
donner une idée jufte de la conftruc-
tion , du méchanifme & des ufages
généraux des quatre inftrumens que
je propofe. Il ne me refte pour finir
ce mémoire que d'indiquer quels font
les principaux cas auxquels chacun de
ces moyens peut ètre plus particulié-
rement propre.

Cas particuliers où la pince fig. 1. & 2.
peut ètre principalement utile.

Les ufages de la pince peuvent ètre

par l'anfe , on fera bien de fermer ces ef-
paces latéraux par un fort fil de foye qu'on
lacera en forme de rézeau, ou de filet dans
des petits trous pratiqués exprès fur les bords
tant de la plaque fixe , que de celle qui forme le crochet , & qui viendront auffi embraffer les parties latérales de l'anfe.

B j

très-étendus; mais elle eft finguliére-
ment aplicable à l'extraction des corps,
qui par leur volume bouchent telle-
ment le paffage, qu'ils empèchent l'introduction d'aucun inftrument en deffous d'eux.

La pince, peut encore fervir utilement d'une autre maniére †. " Quand
„ le corps étranger remplit tout le ca-
„ nal, & que ce corps n'eft point ac-
„ croché, mais feulement engagé par
„ la petiteffe du paffage ", en l'intro-
duifant fermée jufques fur ce corps,
& l'ouvrant enfuite, " elle dilate le
„ canal au deffus du corps, on la re-
„ tire un peu, mais très-peu; & le
„ corps étant moins preffé en deffus
„ qu'en deffous, quelquefois le reffer-
„ rement de la partie inférieure de
„ l'œfophage peut le faire remonter;
„ & dès qu'un premier dégagement eft
„ fait, le refte s'opère aifément ".

† Voyez le §. 414. de l'Avis au Peuple,
page 440. & 441. Cette pince agit dans ce
cas à la feconde maniére de l'éponge. Elle
ne lui eft pas, il eft vrai, fupérieure par
l'élargiffement qu'elle peut procurer; mais
elle l'eft en revanche beaucoup en ce qu'elle
peut, ce dont l'éponge eft incapable, réitérer à plufieurs reprifes & fans qu'on foit obligé de la fortir, cette même dilatation.

Le méchanisme de ma pince peut
encore être utilement aplicable à plufieurs autres cas chirurgicaux, comme les corps engagés dans les playes
profondes & finueufes, ou qui péné-
trent dans quelques cavités ; les corps
engagés dans le nez, l'anus &c. ; les
faux germes, ou môles, les pierres
dans l'urètre &c.

*Ufages particuliers du crochet méchani-
que. Fig. 4. & 5.*

Il y a une infinité de corps que les
crochets en général peuvent faifir ;
mais les cas où ils réüffiffent le mieux
font ceux où le corps leur offre de la
prife, foit dans fa fubftance, comme
par exemple les morceaux de chair, de
linge, de liege &c : foit par fa figure
& fa fituation ; tels font tous les corps
grèles, qui pourroient être placés en
travers dans l'œfophage.

*Cas particuliers dans lefquels l'anfe ver-
ticale fig. 6. & 7. peut être efficace-
ment employée.*

Cette anfe peut auffi être utile dans
beaucoup de circonftances ; mais une
B 6

fur - tout où fa petiteffe femble l'indiquer , feroit pour ramener un corps
trop volumineux pour permettre au
crochet de paffer en deffous, & qui
n'offriroit en deffus aucune prife à la
pince..

*Ufages particuliers de l'ànfe horizonta-
le, ou curette œfophagiéne.* Voyez
fig. 8. & 9.

Excepté les corps d'un volume trop
exceffif pour laiffer paffer cet inftrument, je ne connois aucun cas où fon
ufage ne me paroiffe d'une efficace prefque certaine, fur - tout avec l'addition
du rets de foye † inférieur que j'ai indiqué en le décrivant (voyez pag. 35.
note **)..

† Ce rézeau lui donne quelque analogie
avec la coëffe imaginée par M M. Amand
& Duffé pour tirer la téte d'un enfant mort
refté dans la matrice. Mais mon inftrument
par fon méchanifme a fur cette coëffe l'a-
vantage de pouvoir s'introduire fermé dans
ce vifcère, de s'ouvrir enfuite aifément pour
faifir la téte ; enfin de la ferrer fortement,
& de diminuer par là fon volume, qui eft
toujours l'unique, ou du moins le princi-
pal obftacle à fa fortie.

En effet, pour peu qu'on l'examine de près, on fentira qu'étant fermé [voyez fig. 8.] il eſt peu de corps au deſſous deſquels il ne puiſſe pénétrer & qu'étant ramené ouvert [voyez fig. 9.] il n'en eſt preſque aucun qui puiſſe échaper à ſa recherche, ajoutez à cela l'avantage que j'ai déja fait remarquer au crochet, ſavoir de pouvoir ſerrer & aſſujettir ſolidement le corps engagé.

Je ne dois pas oublier encore, avant que de finir, de rapeller qu'on a ſouvent, [lorſqu'on a ſaiſi les corps étrangers) beaucoup de peine à les extraire, quoiqu'ils ne ſoyent point accrochés à l'œſophage. Un étranglement, ſoit inflammatoire, ſoit ſpaſmodique de ce canal, peut ſeul mettre un obſtacle abſolu au dégagement du corps. J'ai rencontré en 1763. le cas d'un étranglement inflammatoire, cauſé par nombre de tentatives, qu'on avoit faites avant que de m'apeller, pour retirer *un os de pied de veau*, qui rempliſſoit le diamètre de l'œſophage ; & que je ne pus faire deſcendre dans l'eſtomach qu'avec un bout de baleine armé d'un morceau d'éponge, avec beaucoup d'efforts, & même qu'après

avoir fait par une ample ouverture,
une copieufe & précipitée faignée,
qui, ayant fait prefque tomber en fyn-
cope la perfonne, qui eft encore vi-
vante, procura un relâchement fu-
bit, pendant lequel j'enfonçai fans
peine cet os dans l'eftomach. Il eft
donc toujours très prudemment fait,
fur-tout lorfqu'on eft apellé un peu
tard & que, comme chez le malade
dont je viens de parler, il y a des
fignes d'un gonflement inflammatoire,
il eft, dis-je, très prudent de débuter par
une ample faignée, qui outre qu'elle
contribue beaucoup au fuccès de l'o-
pération, prévient encore les fâcheu-
fes fuites qui peuvent réfulter foit du
long féjour du corps arrêté, foit encore des efforts qu'il faut fouvent faire pour le retirer ou pour l'enfoncer.

Description d'un Davier de nouvelle invention. Voyez fig. 10.

Cet Inftrument eft un lévier du premier genre.

(aa) (bb). Pince à jonction paffée, dont les ferres aa. font inclinées parallélement de côté, & font avec leurs branches poftérieures (bb). un angle d'environ quarante-cinq à cinquante degrés.

e. Piéce ambulante qui forme l'hypomoclion, ou centre de mouvement du lévier.

d. Tige taillée en queue d'Aigle felon fa longueur, & qui eft jointe à la piéce c. fous laquelle elle fe prolonge.

e. Couliffe creufée en queue d'aigle dans l'entablement inférieur de la branche femelle, & dans laquelle eft lögée & gliffe la tige d. pour l'ufage que je dirai bientôt.

f. Piéce fixée à demeure fur la face interne de la portion poftérieure de la branche femelle, & qui eft percée d'un trou taraudé.

g h. Longue vis qui paffe dans le trou taraudé, & dont l'extrèmité antérieure h. eſt enfiléè & retenùe pàr une goupille dans un anneau, qui eſt à l'extrèmité poſférieure de la tige d.

i. Bouton qui ſert à tourner la vis g. h.

k. Reſſort, quî eſt fixé au moyen d'une vis en l. fur la face interne de la branche mâle, & qui fert à faire ouvrir la pinte a a b b. L'extrèmité ſupérieure de ce reſſort a pour point d'apui la piéce fixe. f.

Méchaniſme & uſages.

J'ai dit que ce nouvel Inſtrument eſt un lévier de la première eſpèce. La réfiftance eſt dans les ferres a a. avec lefquelles on faifit la dent qu'on veut extraire. Le centre de mouvement eſt dans la piéce c. avec laquelle on fait le point d'apui fur une des dents antérieures ; voifine de celle qu'on veut arracher, point d'apui, qu'on peut varier à volonté par l'ambulance de cette piéce, jufques fur la cinquiéme dent, & dont on peut mème partager & diſtribuer l'effort fur deux dents, ſi on craint qu'une feule ne

foit pas capable de le fuporter tout
entier.

Enfin la puiffance de ce lévier eft
dans les branches poftérieures b b.
avec lefquelles on tient l'Inftrument
pendant l'opération.

Remarques.

1°. Ce nouveau Davier eft plus
prompt, plus fûr, & d'un ufage plus
aifé qu'aucun des inftrumens connus
jufqu'à préfent, pour arracher les
derniéres dents molaires, fur-tout
celles qui font extrèmement fermes,
enracinées, & qui exigent beaucoup
d'effort de la part de l'Opérateur.

2°. Pour éviter d'endommager la
dent fur laquelle on fait le point d'a-
pui, j'ai fait creufer fur l'hypomoclion une couliffe tranfverfale à queue
d'Aigle, dans laquelle s'enchaffe un
lardon de racine de buis, ou autre
bois très-dur, lequel eft furmonté
d'un morceau de peau de bufle, qui
eft collé deffus, ce qui, comme on
fent, émouffe confidérablement l'effort de l'Inftrument fur la dent, qui
fournit le point d'apui. Mais comme
il peut arriver que la dent qu'on veut

tirer n'en a point de voifine , qui
puiffe fervir d'apui, on doit avoir de
ces lardons à double, ou triple peau
de bufle , afin de pouvoir faire le
point d'apui fur la gencive même.

3°. Avec ces corrections je me fuis
affuré par des épreuves réitérées , que
ce nouveau Davier n'occafionne dans
la bouche aucun des délabremens que
font affez fouvent les autres Inftrumens * , qui luxent & renverfent
prefque toute la dent , au - lieu de
l'extraire de fon alvéole en ligne di-
recte comme celui-ci.

* Savoir la fracture de la Couronne de
la dent, ou de fes racines, ou celle de la
portion antérieure de l'alvéole , la contu-
fion & le déchirement des gencives.

F I N.

CATALOGUE

De divers Ouvrages de Monfieur de
HALLER, ou auxquels il a eu part,
dont on peut fe pourvoir, chez
FRANÇOIS GRASSET & Compagnie Libraires & Imprimeurs à
Laufanne en SUISSE.

COmmentarii ad Hermanni BOERHAAVE praelectiones Academicas in fuas Rei
medicae inftitutiones. Tomus I. Gotting.
1739. 1740. 1744. Turini 1742. Venet. 1742.
4. Altdorf (cum tit. Venet.) 1744. 8. Leidæ 1758. 8.

Enumeratio plantarum horti Gottingenfis
Gotting. 1743. 8. multum aucta ib. 1753. 8.

De allii genere naturali Gotting. 1745. 4.
& in Opufc. botan. 1749. 8.

De refpiratione experimenta anatomica
Gotting. 1746. & in opufculis 1751. 8. exftant in gallico libello Mémoire fur la refpiration Laufann. 1758. & in Oper. minor.
T. I.

Primae linae Phyfiologiae Gotting. Ed. I.
ann. 1747. 8. Ed. II. ann. 1751. 8. Ed. III.
Gotting. ann. 1766. 8. Recufa Ed. II. Venet.
ann. 1754. 8. Ed. III. Edimburg. ann. 1767.
8. Verfio gallica a Petro TARIN, ad editionem 1747. Parif. 1752. 12. altera Cl. BORDENAVE Parif. 1768. 12. ad edit. 1751. Anglica verfio a S. MIHLES Lond. 1754. 8.
Germanice nunc Berolini fub prelo funt,
quoddam quafi Elementorum compendium.

Hermanni BOERHAAVE methodus ftu-

dii medici, cum ampliſſimis augmentis. Am-
ſtelodam. ann. 1751. 4. Venet. ann. 1753.
4. hic corruptiſſime.

_*Opuſcula Botanica recenſa & aucta.* Got-
ting. 1749. 8.

Opuſcula anatomica recenſa & aucta. Gotting. 1751. Præter priora hic exſtant *Experimenta de Reſpiratione* P. III. quæ redeunt
cum reliquis in *oper. minor.* T. I. & *Oratio
de Amænitatibus Anatomes*, quæ in T. III.
eorum operum datur.

Sermo *de partibus corporis humani ſentientibus & irritabilibus*, gallice verſa a Cl. Tissot. Lauſannæ 1754. 12. & auctior 1756. 12°.

Opuſcula pathologica Lauſannæ 1755. 8.
Neapoli 1755. Venet. 1755. 8. Anglice verſa
Londini 1756. 8. Redeunt in *operum minorum* Tom. III. Acceſſit in editione Lauſan-
nenſi anni 1755. 8. *experimentorum de reſpiratione* pars IV. Ea opuſcula an. 1768. 4. &
ſeorſim 8. eodem anno multum aucta, & cum
reliquis in operum minorum T. I. recuſa
fuerunt.

De motu ſanguinis corollaria experimentorum ſunt miſſa Gottingam anno 1754. edita in Tomo IV. *Comment. Acad. Reg.* Ea-
dem diſſertatio recuſa eſt in *Oper. minor.*
T. I. Gallice a Cl. Tissot converſa; ad-
dita altera parte Lauſann. 1756. 12.

Anno 1755. miſi Gottingam experimenta
*De partibus corporis humani ſentientibus &
irritabilibus*, nondum excuſa, niſi in *Operum minorum* T. I. Gallice vero edita cum
prioribus duobus ſermonibus, præmiſſo titulo, *Deux mémoires ſur les parties ſenſibles & irritables* Lauſanne 1756. 12. Ita-
lice fere compendium ejus opuſculi prodiit
Bonon. 1759. in *Supplemento Fabrianæ
collectionis.*

De motu sanguinis experimenta, missa
Gottingam a. 1756. excusa in *Operum minorum* T. I. Gallice cum priori libello edita
sub titulo *Deux Mémoires sur le mouvement du sang* Lausanne 1756. 8. & anglice
recusa 1757. 8.

Elementa Physiologiae corporis humani
Tom. I. Lausannæ 1757. 4.
Tomus II. Lausannæ 1759. 4.
—— III. —— 1760. 4.
—— IV. —— 1762. 4.
Tomus V. Lausann. ann. 1763.
Tom. VI. Bern. ann. 1764.
—— VII. Bern. ann. 1765.
—— VIII. Bern. ann. 1766. quo opus ab-
solutum est. Recusum est Venetiis apud Mi-
loccum ann. 1765. 4. Germanice versum a
J. *Samuele* HALLEN; ejus tomi 4. prodie-
runt ann. 1759. 8. 1762. 8. 1766. 8. 1768. 8.

De formatione pulli in ovo observationes
missæ ad Soc. Reg. Scient. P. I. & II. anno
1757. & 1758. plurimum auctæ & excusæ in
oper. minor. T. II. gallice versæ sub titulo:
*Deux mémoires sur la formation du cœur
dans le poulet* Lausann. 1758. 12.

Mémoire sur la respiration Lausann. 1758.
cum lib. de formatione pulli. Libellus recu-
sus latine in *Oper. minor.* T. I. Continet
priores quatuor partes *experimentorum ana-
tomicorum de respiratione.*

Deux Mémoires sur la formation des os Lausannæ 1758. 12. & latine in *Oper. minor.* T. II.

Adversus difficultates Antonii de HAEN
vindiciae Lausann. 1761. 8. recusæ Bernæ
1761. 8. & Lausannæ 1762. 8. & germanice
Tiguri 1761. 8.

Opera minora Tomus I. *Anatomica*, quæ

pertinent ad tomos *Elementorum priores fex.* Lausannæ 1762. 4.

Operum minorum Tomus I I. Lausann. ann. 1767 4.

Operum minorum Tomus I I I. Lausann. ann. 1768. 4.

Hiftoria ftirpium Helvetiae inchoata Bern. an. 1768. fol. 3 vol.

Bibliothecae medicae pars. I. fub prelo eft Tiguri 4.

OPERA ALIENA,

QUÆ

ALBERTUS HALLERUS

E D I D Í T.

H ERMANNI BOERHAAVE *prae-lectiones Academicae* jam memoratæ funt.

HERMANNI BOERHAAVE *Con-fultationes medicæ variis accefsionibus auctae* Gotting. 1744. 8. tum emendatius pleniuf-que ibid. 1752. 8. Augmenta mea fola, ad editionem 1744. excufa funt Parifiis 1748. latine, & 1749. gallice.

EJUS D. *de morbis oculorum praelec-tiones* Gotting. 1746. 8. & multo emendatius 1750. 8. Venetiis recufæ 1748. 8. Parifiis 1748. 8. gallice 1749. 12. germanice Norl-berg. 1751. 8.

Ad novam editionem *hiftoriæ morborum Uratislavienfium* praefatus fum Laufannæ 1756. 4.

Difputationum anatomicarum feleĉlarum Tomus I. Gotting 1746. recuf. 1750. 4.
— II. —— 1747.
— III. —— 1748.
— IV. —— 1749.
— V. —— 1750.
— VI. —— 1751.
— VII. —— 1752.
Index ad VII. volumen etiam 1752. 4.

HERMANNI BOERHAAVE L. *de Methodo ſtudii medici* cum peramplis augmentis Amſtelod. 1751. 4. Venet. 1753. 4.
Difputationum chirurgicarum feleĉlarum collectio Tomus I. Laufann. 1755. 4.
— II. —— 1755. 4.
— III. —— 1755. 4.
— IV. —— 1755. 4.
— V. —— 1755. 4.

Difputationum practicarum feleĉl. Tom. I. Laufannæ 1756.
— II. —— 1756. 4.
— III. IV. & V. ib. 1757. 4.
— VI. —— 1758. 4.
— VII. —— 1759. 4.

Mémoires ſur les parties ſenſibles Laufann. 1760. 12. Tomus 2. & 3. Ea collecctione plurima Cl. virorum in eam rem facta experimenta continentur, quæ novis, jam nunc pene collectis, experimentis continuabuntur.

Ad VALMONTI de *Bomare Diĉlionaire d'hiſtoire naturelle* aliquas adnotationes adjeci, quod partim Ebroduni ann. 1768. prodiit, & partim ſub prelo eſt.

PRINCIPUM MEDICORUM editionem novam meis cum præfationibus dare recepi.

Catalogue des Ouvrages de M. Tissot, qui se trouvent chez les mêmes Libraires.

AVIS au Peuple fur fa Santé, troifieme Edition originale, augmentée de deux Chapitres. *Paris* ou *Lyon*, 1767. 2 *vol. in-12.* 3 liv.

L'Inoculation juftifiée : ou Differtation Pratique & Apologétique fur cette Méthode, avec un Effai fur la Muë de la Voix. *Laufanne*, 1754. *in-12. broché.* 1 liv. 10 f.

Differtation fur l'inutilité de l'Amputation des membres, trad. du latin de M. Bilguer, & augmentée de quelques Remarques. *Paris*, 1764. *in-12.* 1 liv.

L'Onanifme. Differtation fur les Maladies produites par la Mafturbation, troifieme Edition confidérablement augmentée. *Laufanne*, 1764. *in-12.* 1 liv. 10 f.

Lettre à M. de Haen, en Réponfe à fes Queftions, fur l'Inoculation. — A M. Hirzel, fur quelques Critiques de M. de Haen. — A M. Zimmerman, fur l'Epidémie courante. *Laufanne* 1764 — 1767. *quatre parties.* 1 liv. 15 f.

Se vendent auffi féparément.

De la Santé des Gens de Lettres. *in-8.* 1767. 1 liv.

Epiftolæ Medicæ Latinæ Collectæ & multum auctæ. *in-12.* 1769.

CPSIA information can be obtained
at www.ICGtesting.com
Printed in the USA
LVHW091839091219
639936LV00012B/417/P